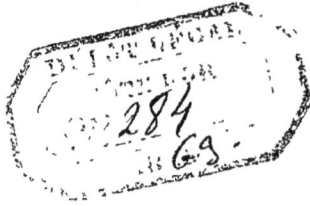

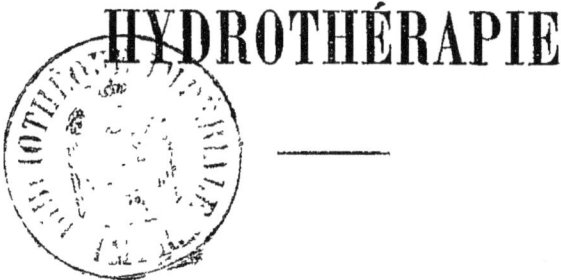

HYDROTHÉRAPIE

——

LETTRE

D'UN HYDROTHÉRAPEUTE

Au Rédacteur en chef de la GAZETTE DES EAUX.

1863

HYDROTHÉRAPIE

LETTRE D'UN HYDROTHÉRAPEUTE

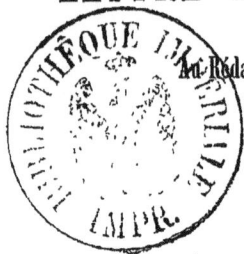

Au Rédacteur en chef de la GAZETTE DES EAUX.

> Quî fit, Mæcenas, ut nemo..,?
> HORACE.

Comment se fait-il, monsieur et cher rédacteur, que vos naïades bienfaisantes soient si souvent implorées à contre-sens?... Et, pour me renfermer dans les attributions de mon sacerdoce, comment se fait-il que de ces nombreuses divinités, celle que je sers, la plus fraîche, la plus jeune et la plus rajeunissante, n'obtienne pas ou n'obtienne que tardivement et en dernier lieu le culte de ses sujets naturels? ceux-ci, pour la plupart, mourant dans l'impénitence, ou ne se tournant vers la divinité qu'après de désastreux délais, de longues erreurs et mainte fausse route aux temples étrangers!

J'entends que les goutteux sont sujets naturels de l'hydrothérapie.

On les voit très clair-semés parmi ceux qui se pressent à nos sources.

Ils ont bien tort. Exemple :

M. L. de D., capitaine en retraite, goutteux à l'état chronique, était depuis dix ans presque immobilisé, peine cruelle pour son activité, et privé de la chasse, son plaisir par excellence. Il en était venu à ne pouvoir faire

qu'une dizaine de pas que, selon son expression, il traî-
nait péniblement devant sa maison pour ne pas rester
constamment assis. En 1846, M. L. fait à St-Seine une
saison hydrothérapique très fructueuse; puis au commen-
cement de 1847, une seconde. Les facultés locomotrices
furent tellement rétablies que M. L., à l'âge de soixante
ans, fusil et carnier sur le dos, faisait à pied 26 kilo-
mètres à travers monts et vallées, de Saint-Seine à Dijon.

La preuve que M. L. avait été sérieusement malade,
qu'il se sentait bien guéri; qu'en un mot l'hydrothérapie l'avait admirablement transformé, c'est que, dans sa
reconnaissance , il voulut élever à l'hydrothérapie un
temple nouveau qui lui a coûté fort cher. Il devint notre
concurrent. — Et la preuve que c'est bien de la goutte
qu'il se sentit guéri, c'est qu'il érigea son établissement
à l'intention des goutteux. Il le plaça aux portes de Dijon, pays de bons vins et de goutteux, où l'ancien offi-
cier bourguignon avait beaucoup d'amis et compagnons
d'infortune goutteuse, où son infirmité était généralement connue, et sa cure éclatante. Il ne doutait point
que la goutte étant prouvée curable, on n'accourût de
tous les points de la bonne ville de Dijon et de tous les
coteaux de cette riche Bourgogne sur laquelle le fléau
sévit avec une prédilection marquée.

Mais, — et c'est là que j'en voulais venir,— quelque
légitime que fût l'attente de M. L. et quelque ration-
nelle que parût la spéculation qu'il fondait sur l'exemple
de sa guérison, il manqua son but. Les goutteux lais-
sèrent le traitement à l'eau et gardèrent leur goutte.
L'établissement de M. L., institué surtout à leur intention, tomba par leur mépris.— Il y a de cela déjà des
années.— Sa chute comme son érection fit une certaine
sensation dans Dijon. Mais parmi ceux qui le regrettè-
rent, on compterait à coup sûr peu de goutteux.

Pourriez-vous expliquer cette indifférence chez des personnes d'ailleurs capables de grandes vertus, autrement que par l'exemple des Hébreux, qui préféraient les oignons de la servitude à la liberté de la terre promise, par le motif que la manne et les cailles rôties, arrosées de l'eau claire du rocher, n'égayaient pas suffisamment les étapes du désert?

Autre question : vous savez qu'à défaut de goutteux, plusieurs victimes de maux divers affluent auprès de la puissante naïade. Il en est, les rhumatisants entre autres, qui éprouvent à l'égal des goutteux sa puissance libératrice... Mais alors, pourquoi tous ceux-ci, rhumatisants, dyspeptiques, hépatiques, dyssentériques, gens atteints de fièvres récalcitrantes, tempéraments à modifier, cachexies à réformer, névropathies et névroses, affections utérines, — qui n'ont point, comme la goutte et les goutteux, horreur innée de l'eau, et qui ont usé les moyens ordinaires et raisonnables, — pourquoi attendent-ils, pour recourir au moyen qu'ils savent efficace, de s'être fait user par mille tentatives, les plus incertaines et les plus déraisonnables?

L'hydrothérapie n'a-t-elle pas fait ses preuves en France comme en Allemagne et en Angleterre? — Oui; suffisantes du moins pour nous édifier sur les conditions indispensables à une bonne hydrothérapie, et pour nous convaincre de l'existence chez nous de tous les éléments utiles à la qualité des résultats. Quant à la quantité, qui n'est qu'un fait contingent, elle est encore, malgré une certaine vogue, bien inférieure chez nous à ce qu'elle est chez nos voisins. Le corps médical français est loin de requérir de l'hydrothérapie tous les heureux effets qu'elle peut fournir. Les maladies ne sont confiées à cette thérapeutique le plus souvent qu'en désespoir de toute autre ressource, après avoir tenté toute la pharmacie, toutes les plages balnéatoires, tous les thermes, toutes les eaux minérales qui sont inscrits sous la rubrique pathologique du sujet à guérir.

Tout en reconnaissant l'éloge qui résulte pour l'hydrothérapie de ce recours en désespoir de cause, je désire faire observer que les malades qui bénéficient de ce traitement tardif en auraient bénéficié davantage quelques mois, quelques années plus tôt, et en auraient retiré un effet plus stable.

Meliora video proboque, deteriora sequor.

Est-ce tout simplement pour justifier le proverbe, ou est-ce pour mieux glorifier l'hydrothérapie? En tout cas, il est certain que depuis plusieurs années nous n'avons à exercer notre spécialité que, pour ainsi dire, sur des sujets dans le plus entier désarroi des fonctions plastiques et de l'innervation.

Quî fit, Mœcenas?.... quî fit?....

Pourquoi si délabrés? pourquoi si tardifs?

Pourquoi les cas seuls qui font le désespoir de toute autre médication, et qui, par conséquent, réclament une vertu médicatrice extraordinaire ou impossible?

Pourquoi pas tous ceux que l'hydrothérapie guérit avec supériorité? Pourquoi pas encore ceux qui, curables d'une autre manière, le sont plus sûrement et plus solidement par l'hydrothérapie?

Et, en fin de compte, si l'on admet l'hydrothérapie à se plaindre comme négligée injustement, comme paralysée ainsi dans ses vertus, à qui s'en prendre?

Aux malades?.... aux médecins consultants?.... à nous?....

A chacun sa conscience. Tâtons la nôtre. Prêtres et apôtres de l'hydrothérapie, entrons en conclave, et confessons-nous tout haut.

Indubitablement il y a dans la pratique de ce qu'on donne assez communément pour l'hydrothérapie une partie des causes qui, dans l'esprit des médecins étrangers à la spécialité, mais observateurs du résultat, abaissent la valeur de l'hydrothérapie vraie au-dessous de son expression légitime. Dans cette pratique on prend la partie pour le tout : l'arrosage extérieur pour la médication complète de Priessnitz. Cette partie elle-même n'est souvent qu'un joujou-simulacre. On croit faire le traitement hydrothérapique dès qu'on se mouille le corps sous des appareils construits ou censés construits pour l'hydrothérapie.

La température de l'eau administrée à l'extérieur, les quantités et la qualité de celle qu'on prend à l'intérieur, le régime alimentaire, la règlementation de la fatigue et du repos, du sommeil et de la veille, les exercices corporels, la campagne, la pureté de l'air par une altitude convenable, le changement de vie, et la suspension des causes pathogéniques : tout cela est fréquemment négligé, je dirai presque absolument inconnu dans les conditions du prétendu traitement hydrothérapique que la mode gouverne aujourd'hui. Pouvons-nous bien nous étonner que, sur ce pied, l'hydrothérapie réalise plus rarement ce qu'elle faisait admirablement il y a vingt ans, ce qu'elle fait encore en certains cas, mais dans des conditions qu'on ne recherche pas? Est-il étonnant que la foi de ses partisans chancelle, et qu'on croie nécessaire pour elle le secours des médicaments? Que malgré cet adjuvant (si c'en est un) le corps médical consultant, qui est de plus en plus thermo-minéral, ne soit que très médiocrement hydrothérapiste ; et que finalement, ne retrouvant dans les applications humides qu'un véhicule du froid, il réduise à l'action réfrigérante le principe utile de l'hy-

drothérapie, et fasse d'elle un agent au lieu d'une méthode? Qu'ainsi l'hydrothérapie devienne l'adjuvant,
non plus le remède par excellence, dans les espèces
même où sa vertu, relevée par l'impuissance des méthodes et moyens anciens, lui a conquis le premier
rang et un rôle presque spécifique? *Goutte, rhumatisme, affections utérines?*....

En assignant un motif à la préférence des médecins
pour l'hydrologie thermo-minérale au désavantage de
l'hydrothérapie, j'ai tout simplement voulu mettre en
relief la part imputable aux fausses pratiques en hydrothérapie dans les causes qui déterminent une répar-
tition injuste au fond, logique à la superficie. Je serais
en contradiction avec les faits si, d'une manière abso-
lue, je niais l'extension des pratiques à l'eau froide. Il
faut convenir, au contraire, que si l'on use plus mal
de la chose, en revanche on l'emploie beaucoup plus;
et que si l'on n'en tire que la minime partie des services qu'elle peut rendre, on reconnaît et proclame ces
services tels quels; on les recommande généralement
aux malades réputés intraitables autrement, même à
quelques-uns intraitables à tout.

Livré depuis 1846 à l'étude et à la pratique spéciale
de l'hydrothérapie, je constate ces deux faits dont on
peut s'étonner :

1° Les aptitudes franches pour l'hydrothérapie se
présentent d'autant moins pour le traitement que le
nombre absolu des hydropathes augmente;

2° Les idées erronées, les pratiques incomplètes et
vicieuses envahissent l'esprit du public à mesure que le
nom de l'hydrothérapie se vulgarise et prend faveur.

La cause en est manifestement, en ce qui incombe au
traitement par l'eau, dans l'état des choses que je viens
de signaler, et notamment dans la faute qui consiste à

prendre et donner pour l'hydrothérapie ce qui n'en est qu'un point, c'est-à-dire l'application extérieure de l'eau. Quand la cure ne s'ensuit pas, l'hydrothérapie est censée avoir échoué. Quand elle est indécise ou incomplète, le rapport d'affinité entre la médication et la maladie n'est point saisi. Dans un cas on est mal édifié; dans l'autre on peut être édifié à faux sur les vertus et sur la spécialité du moyen.

J'en appelle aux médecins, aux physiologistes, à tous ceux qui ont la moindre teinture d'hygiène : entre un air parfaitement louable pour l'hématose et les arrosements les mieux combinés, mais dans une atmosphère lourde et impure, lequel est préférable pour un malade dont les organes comportent d'ailleurs les applications humides ? A mon avis, le doute n'est pas possible; et dans l'intérêt de ce malade, à Saint-Seine, j'aimerais mieux le priver de ces applications extérieures, tout importantes qu'elles sont, que de le condamner à une atmosphère moins bonne. De fait, il m'arrive souvent des malades tellement délabrés, qu'il semble qu'ils n'aient plus qu'à mourir. Souvent ils furent pour moi l'objet de préoccupations soucieuses; et souvent, pour plus d'un motif, l'atmosphère de nos lieux dut être le principal ou l'unique moyen à mettre en œuvre. Ces malades se sentent vivifiés par le nouveau milieu dans lequel ils respirent. Puis à l'air s'adjoignent l'eau, le régime, l'ensemble des exercices et cette vie agreste, laborieuse, récréative, hygiéniquement réglée, sans lesquels il n'y a point d'hydrothérapie. Ce nom, en effet, doit être réservé à la médication méthodique de Priessnitz, si bien comprise et dépeinte par M. Scoutetten. Des pratiques à l'eau froide indépendantes de cet ensemble peuvent avoir leur valeur. C'est un autre chapitre que celui que nous traitons. La supériorité

attachée à la méthode complète, à laquelle ces pratiques sont empruntées, est un fait d'expérience aussi
bien que de logique. De l'adjonction des autres parties
il ne résulte pas seulement agrandissement dans les
effets ; le concert des éléments et des influences réunis
heureusement dans la méthode Priessnitz crée des
effets inconnus à chaque élément en particulier.

Et dans les cas accessibles à l'action isolée des applications extérieures, en admettant l'eau maniée aussi
habilement que possible quant à la température , la
forme et la durée, j'estime, en bonne justice, qu'alors
cette action équivaut au cinquième ou tout au plus au
quart de celle du traitement hydrothérapique. Il faut
ajouter que les dangers attachés aux contacts froids et
humides snr la peau et redoutés de tout temps par
l'instinct naturel, sont mal conjurés par ces pratiques
incomplètes et altérées ; ce qui rend aléatoires les bons
effets partiels que je viens de leur reconnaître.

Du démembrement vicieux de la méthode hydrothérapique, passons au mélange et à la confusion des
méthodes entre elles.

Ce qu'une méthode ne peut fournir, le demander à
une autre, rien de mieux. Mais accumuler sans calcul,
et par idées de provision, des forces diverses sur un
appareil à mouvoir , c'est , quoiqu'on connaisse la
nature de ces forces, s'exposer à les contrarier les
unes par les autres, ou à exagérer leur résultante, à
compliquer l'application du mouvement, fatiguer l'appareil et peut-être le rompre.

Or, l'appareil, dans notre sujet, c'est l'organisme
humain, c'est le corps du malade.

Dans l'intérêt du malade, il vaut mieux solliciter les
phénomènes utiles par une force unique ou par un
système unique de forces que par des applications di-

verses de forces hétérogènes, dont la convergence est incertaine et la résultante inconnue. A plus forte raison quand, par l'expérience, cette résultante est démontrée négative ou inverse.

Dans l'intérêt de la science aussi, il est de l'intérêt de la science médicale autant que de la spécialité hydrothérapique d'étendre la portée d'un moyen quelconque de l'art au lieu de la restreindre, d'en élucider l'action au lieu de l'obscurcir en mêlant confusément les agents, de déterminer autant que possible la limite qu'atteint et ne dépasse point chaque puissance thérapeutique. C'est dans ce bon esprit que, analysant les vertus propres à chaque produit simple de la matière médicale, la thérapeutique de nos jours expurge de plus en plus le formulaire des compositions polypharmaques. Il répugne à l'esprit scientifique et à tout sens droit de réduire le champ d'un domaine scientifique quelconque.

Appliquons :

Lorsqu'il est avéré par les faits que la goutte, le rhumatisme, les dyspepsies, les engorgements viscéraux et utérins, les affections cutanées (je parle des plus tenaces), guérissent par l'hydrothérapie toute pure, pourquoi, quand on les soumet à ce traitement, vouloir y ajouter l'emploi des moyens qui échouent habituellement, et qui précisément ont échoué dans les cas proposés? Pourquoi, livrant un malade à l'hydrothérapie, lui continuer les catalytiques, les diurétiques, diaphorétiques, toniques, fondants, etc., du *Codex*, quand il appert qu'à elle seule l'hydrothérapie dissout, élimine, fortifie, résout? Après avoir traité une chlorose, un cas de scrofule infructueusement par le fer et l'iode, qui sont puissants, j'en conviens, mais qui parfois échouent encore; pourquoi, recourant à l'hydrothérapie, instituer une hydrothérapie bâtarde dans laquelle on veut que ces mêmes médicaments entravent l'action éminemment *réductrice* du traitement de Priessnitz? Car c'est bien un des effets louables de ce traitement que de *réduire* énergiquement l'organisation à ses éléments propres. Quand, à force d'absorber certains médicaments, les malades en ont engoué leurs tissus, ce n'est qu'après avoir dissous, brûlé, détruit et fait sortir par les émonctoires toutes ces matières inassimilables, que l'hydrothérapie ramène la santé. Le fer lui-même, sursaturant l'économie, suit ces voies (1).

Les saveurs métalliques et médicamenteuses diverses réveillées dans la bouche, la salivation et la gingivite mercurielles, les exhalations sulfureuses par la peau, les éruptions dermatoïdes avec cachet spécifique, les colorations des sueurs et des urines, sont des phénomènes tellement habituels dans les cures hydrothérapiques qui succèdent aux traitements médicamenteux prolongés, que, voyant la guérison suivre ces signes d'élimination, on en induit non sans raison que *si d'abord les symptômes de la maladie ont indiqué logiquement les remèdes par lesquels on l'a attaquée, ces remèdes, quand ils n'ont pas réussi, l'ont compliquée, et constituent par leur présence un vice dans l'économie, dont celle-ci, pour guérir, doit être expurgée.*

(1) Il a été démontré par des expériences électro-chimiques que les métaux toxiques se fixent dans nos tissus, y compris les os. On a pu les y retrouver quinze ans après l'ingestion. — S'il en est ainsi des éléments toxiques, antipathiques à l'organisation, à plus forte raison de ceux dont elle s'accommode et qui ne nuisent que par excès. D'ailleurs la pathologie dit clairement qu'après que la dose incompatible avec la vie est expulsée, il reste souvent une partie des toxiques qui fait matière à maladie. Et quand un traitement épurateur puissant ramène la santé à la suite d'éruptions critiques d'excrétions diverses, il est difficile de ne pas voir dans cet ordre de faits la preuve du séjour prolongé des principes antipathiques d'une part, d'autre part du bénéfice de leur expulsion.

Concluons :

Il n'est pas rationnel, dans la situation où est ordinairement le malade confié à l'hydrothérapie, de le soumettre, d'une part, à l'action de ce réducteur général, et, d'autre part, à l'action des médicaments contre lesquels la réduction doit s'opérer, ceux-ci étant devenus pour l'organisation des éléments hostiles ou gênants.

Il n'est pas philosophique non plus, quand, chez un sujet neuf, un seul agent, l'hydrothérapie, suffit expérimentalement à un effet, de compliquer l'opération par l'emploi d'autres moyens.

Il est contraire à l'édification scientifique de l'hydrothérapie de lui adjoindre des agents médicamenteux, de manière à confondre dans le résultat l'expression de l'une avec l'expression des autres, en laissant indéterminé ce qui revient à chacun.

Il est contraire aux progrès scientifiques de cette médication de se départir de l'esprit d'analyse, qui est fort judicieusement à l'ordre du jour dans les sciences médicales.

Il est contraire à ses progrès matériels, à sa renommée, de lui faire partager avec une autre médication les résultats que, de son crû unique, elle produit supérieurs ou égaux. En revanche, et pareillement dans son intérêt, elle ne doit pas rechercher les sujets sur lesquels elle n'a que peu ou point d'action utile.

L'hydrothérapie bâtarde et l'hydrothérapie tronquée sont pour l'hydrothérapie légitime et normale deux terribles ennemies : elles vivent de son acquis, de son nom et de sa gloire ; elle a à répondre de leurs méfaits.

J'ai voulu, Monsieur le rédacteur, par votre estimable journal, soumettre les considérations qui précèdent aux médecins qui portent intérêt à l'hydrothérapie. Je les soumets surtout aux chefs d'établissements tellement placés dans les conditions d'air, d'eau et de pratiques hygiéniques, que la sauvegarde de la saine et sérieuse hydrothérapie leur incombe. A l'hygiène de nos sites, nous avons à joindre l'hygiène de nos institutions comme exercice corporel, comme régime alimentaire, comme transformation de vie pour les malades et comme rupture des habitudes morbigènes. L'usage extérieur de l'eau, en l'absence de l'usage intérieur et en l'absence de tout cet ensemble de moyens et d'influences, est un démembrement de l'hydrothérapie, une erreur, qui fait imputer à la médication Priessnitz l'infirmité d'une telle pratique. L'adjonction systématique des médicaments en pareil cas, soit à titre de supplément, soit à titre de complément, est une utopie. Elle est insuffisante à remplacer les conditions de grande hygiène pour qui ne les possède pas, et elle est un superflu nuisible pour qui les possède.

Ce n'est point ici le lieu de parler des exceptions légitimes. Je n'attaque ici que la conduite vicieuse érigée en principe. La médecine raisonnable n'a de pratique inflexible nulle part.

Un mot encore, que j'adresserai à ceux qui se fondent sur l'étymologie pour prouver que l'eau, l'eau seule, est tout le secret de la médication hydrothérapique. En recueillant les titres d'ouvrages divers sur la matière, de manière à composer un titre unique qui les rappelle tous en représentant l'objet sous divers points de vue, on a le monôme ou polynôme suivant :

Hydro-aéro-kinesico-diœtetico-hygio-psychro-thermo-sudo-thérapie.

Il est long et barbare ; qu'on permette donc à l'euphonie l'abréviation *hydrothérapie,* sans pour cela supprimer dans la pratique des parties indispensables.

Bienveillant secrétaire des naïades iatriques, qui venez de prêter avec une bonne grâce parfaite vos pages élégantes au procès des goutteux comme à la cause de l'hydrothérapie, je prie que la nymphe puissante de Saint-Seine vous préserve du pèlerinage à nos sources pour motif de goutte ou autre de nature maudite. — Mais la fontaine de Jouvence fait partie de ses richesses, et coule aussi sous nos verts ombrages. Nos amis trouvent près de ses bords une franche hospitalité. Jeunes et vieux s'y désaltèrent et tous en sortent jeunes ou rajeunis.

Venez en faire l'expérience; vous ferez honneur et plaisir à votre tout dévoué.

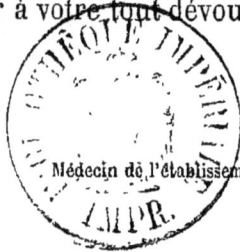

Dʳ GUETTET,

Médecin de l'établissement hydrothérapique de Saint-Seine-l'Abbaye.

Dijon, imprimerie et lithographie Eugène Jobard.

www.ingramcontent.com/pod-product-compliance
Lightning Source LLC
Chambersburg PA
CBHW050404210326
41520CB00020B/6460